jandaíra

A MENINA QUE NASCEU SEM COR

Um livro de Midria
ilustrado por Ana Teixeira

Primeiramente, dedico este livro
para a Midria criança e para a
Midria adolescente que passou
pela transição capilar.

Dedico também ao Sarau do Vale,
às educadoras e aos educadores
com quem partilhei saberes, à
minha família e às minhas amigas.

Grata a Exu pelos caminhos
abertos e por toda a vida em
versos ao meu pai Oxalá.

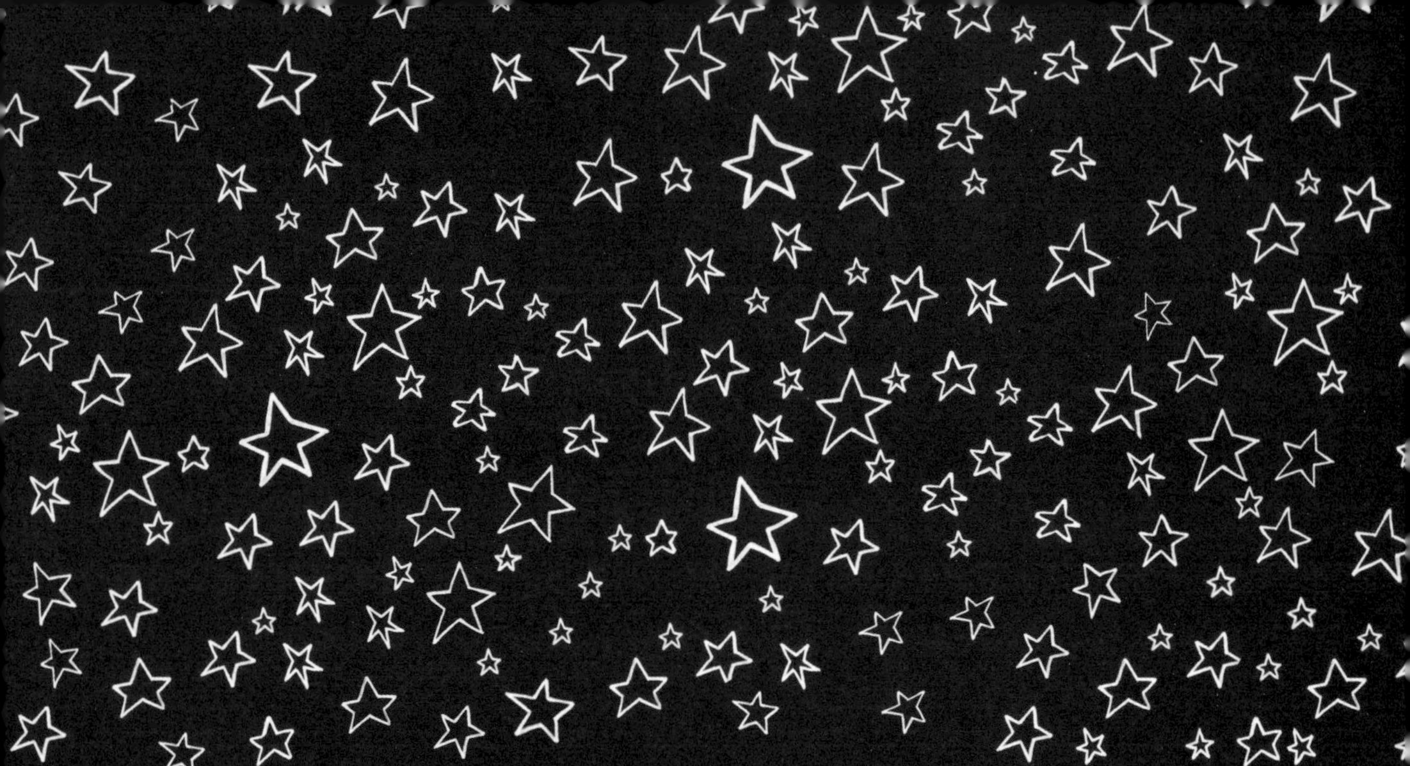

Filha de um pai negro como
o céu estrelado de uma noite
de verão e de uma mãe
branca como a lua cheia,
a menina Midria nasceu.

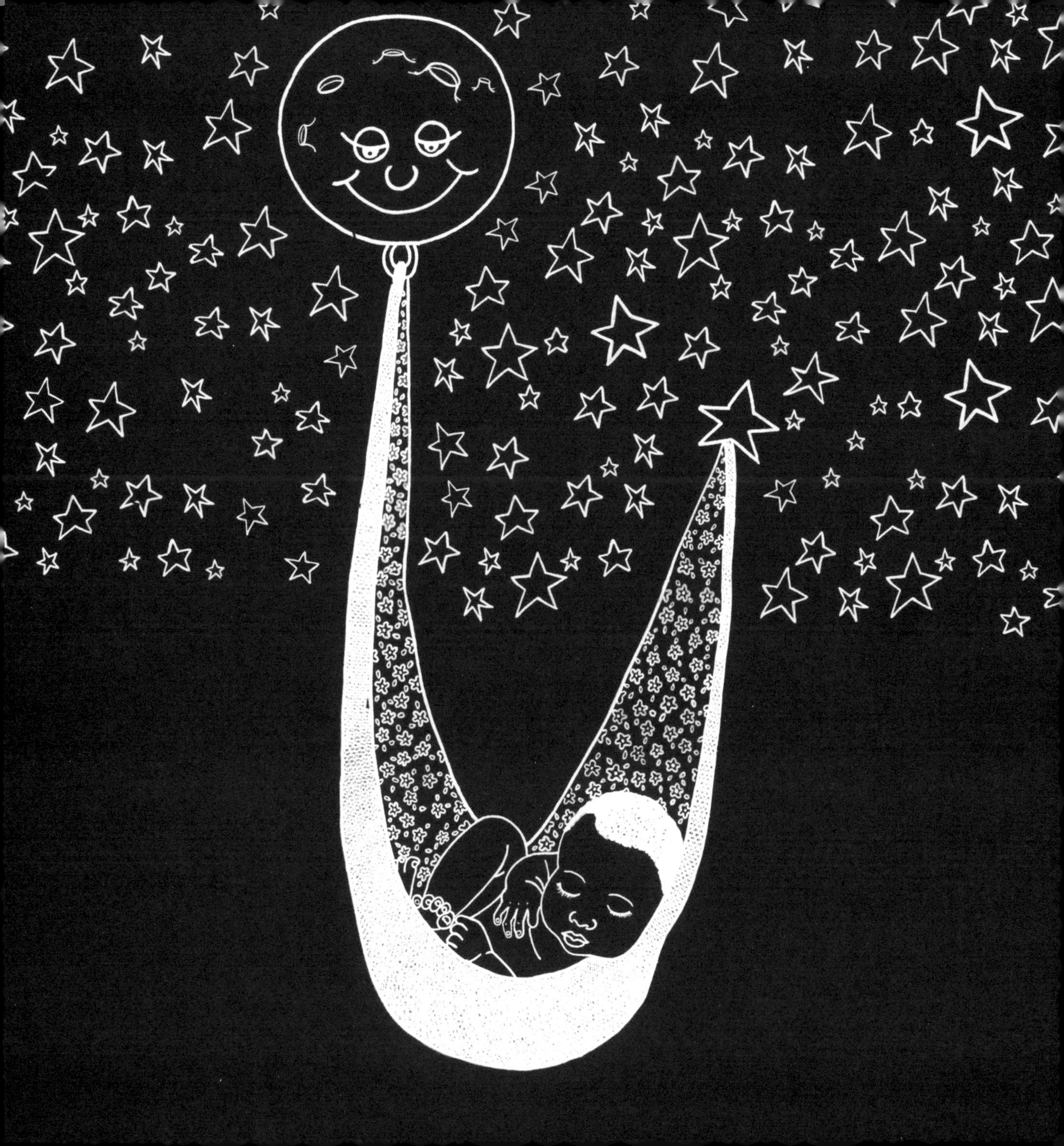

Midria cresceu sabendo
que sua mãe e seu pai
tinham cores bem definidas.
A menina, porém, não era preta como
o céu à noite nem branca como a lua.
Tampouco encontrava algo no
céu que se parecesse com ela.

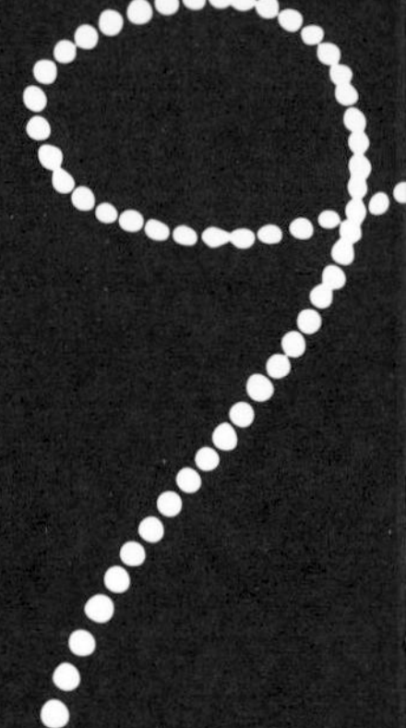

E se sentia sem cor.

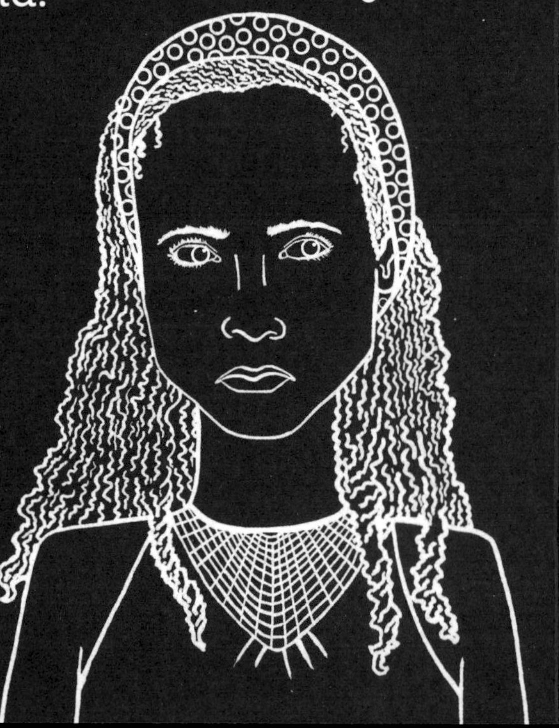

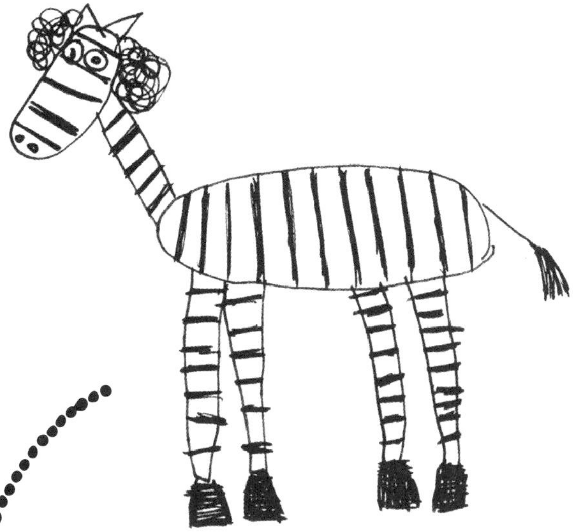

Como ela era a
mistura de seus pais,
pensou que poderia
ser uma menina listrada,
preta e branca.
Mas será que gostaria de ficar
parecendo uma zebra?
Pensando bem, melhor não.

Alguém disse que ela era mulata, mas Midria descobriu que essa palavra não era uma maneira gentil de se referir a uma pessoa.
Isso porque uma versão que explica a origem dessa palavra diz que ela vem de mula, um animal filho do cruzamento do cavalo com a jumenta, ou da égua com o jumento.
Também disseram que ela era **parda**, mas Midria achou estranho, porque, na escola, o que chamavam de pardo era o papel usado para desenhar.
Pensando bem, melhor não.

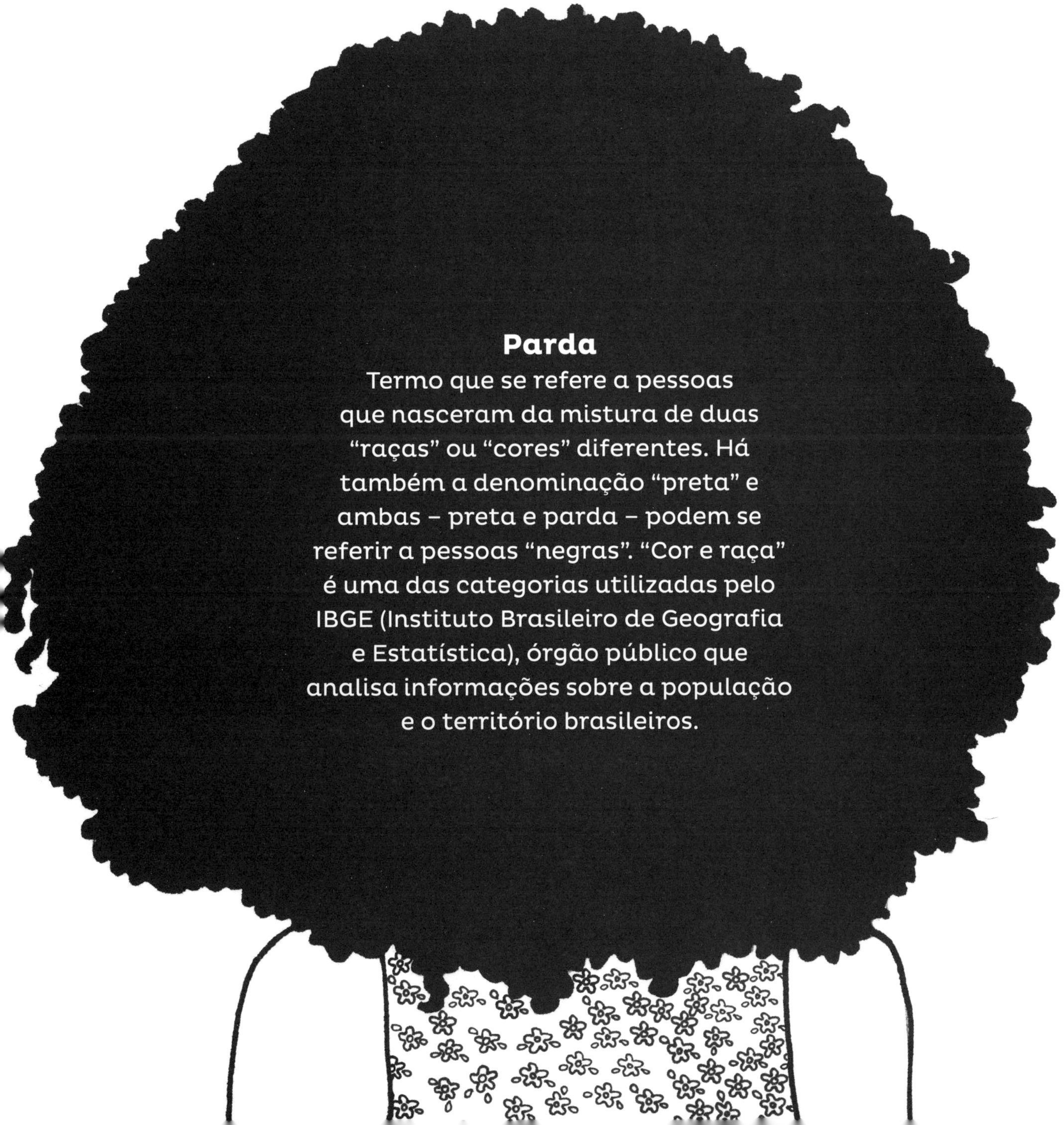

Parda

Termo que se refere a pessoas que nasceram da mistura de duas "raças" ou "cores" diferentes. Há também a denominação "preta" e ambas – preta e parda – podem se referir a pessoas "negras". "Cor e raça" é uma das categorias utilizadas pelo IBGE (Instituto Brasileiro de Geografia e Estatística), órgão público que analisa informações sobre a população e o território brasileiros.

Então ela pensou e pensou...

Pensou que poderia ser uma menina cor de café com leite. Ou, quem sabe, cor de bombom? Ou de caramelo queimado? Que tal cor de madeira? E cor de terra? Mas nada disso a deixou feliz. A menina continuava se sentindo sem cor, e essa sensação era mais forte porque ela sentia falta de seu pai.

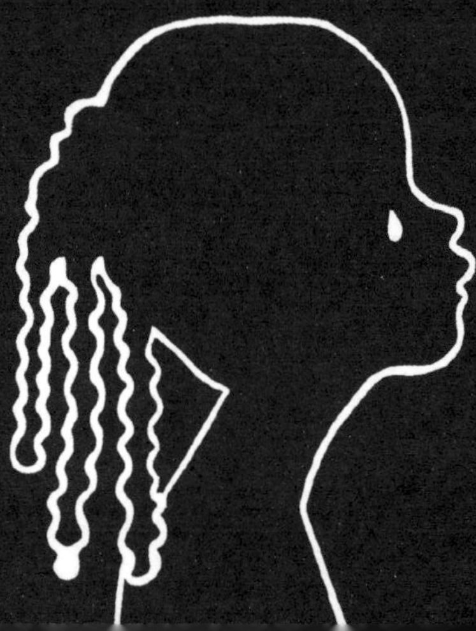

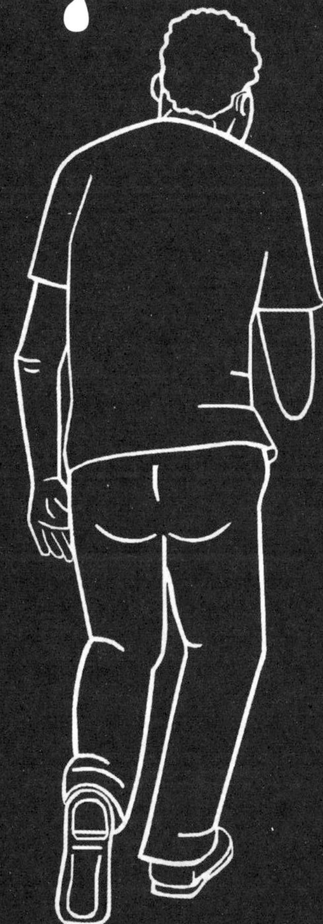

Ele tinha ido embora
quando ela ainda era
bem pequena.

Midria cresceu cercada do afeto de pessoas diferentes dela.

Como uma semente colocada no mundo sem a luz de um céu estrelado que a ajudasse a germinar.

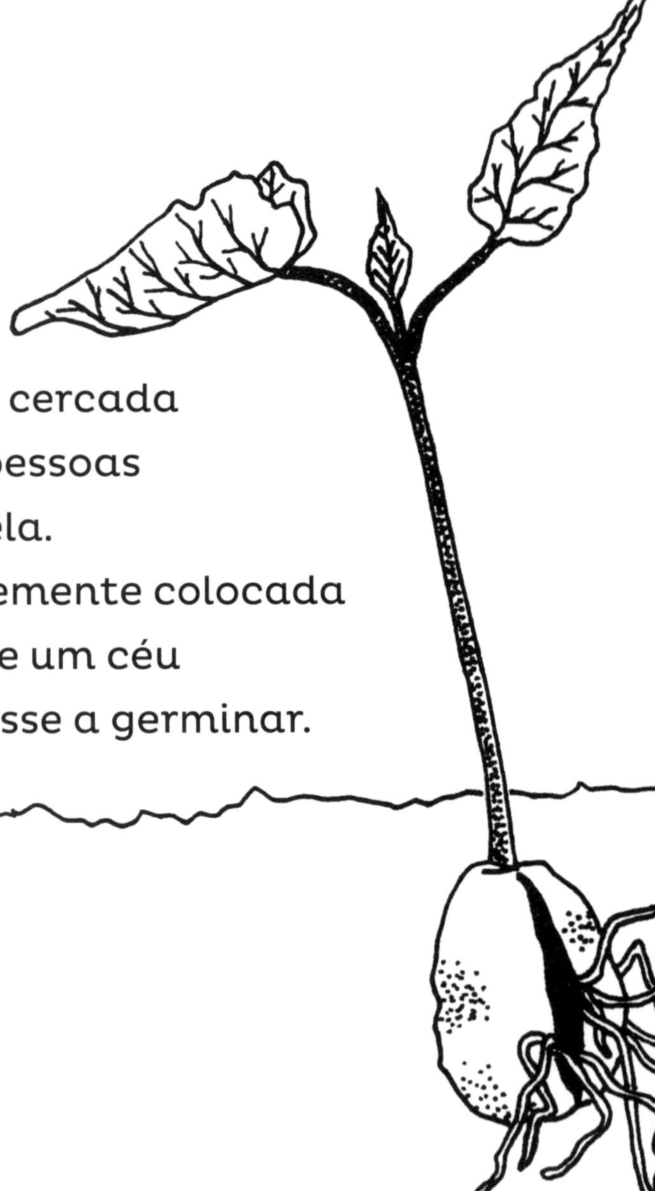

As raízes de seus próprios cabelos, que destoavam dos fios da família com quem cresceu, foram sua primeira dificuldade.

Os cabelos da mãe de Midria eram escorridos como as quedas d'água de uma cachoeira, por isso ela não sabia como cuidar do cabelo todo enroladinho da menina. Era mais fácil também derreter os cachos da filha em cachoeira.

Quando completou 10 anos, sua mãe a levou para fazer um **relaxamento** no cabelo. Midria não ficou nada relaxada. Pelo contrário, passou a ficar ansiosa e apreensiva sempre que descobria as raízes do cabelo crescendo em toda a sua grandiosidade.

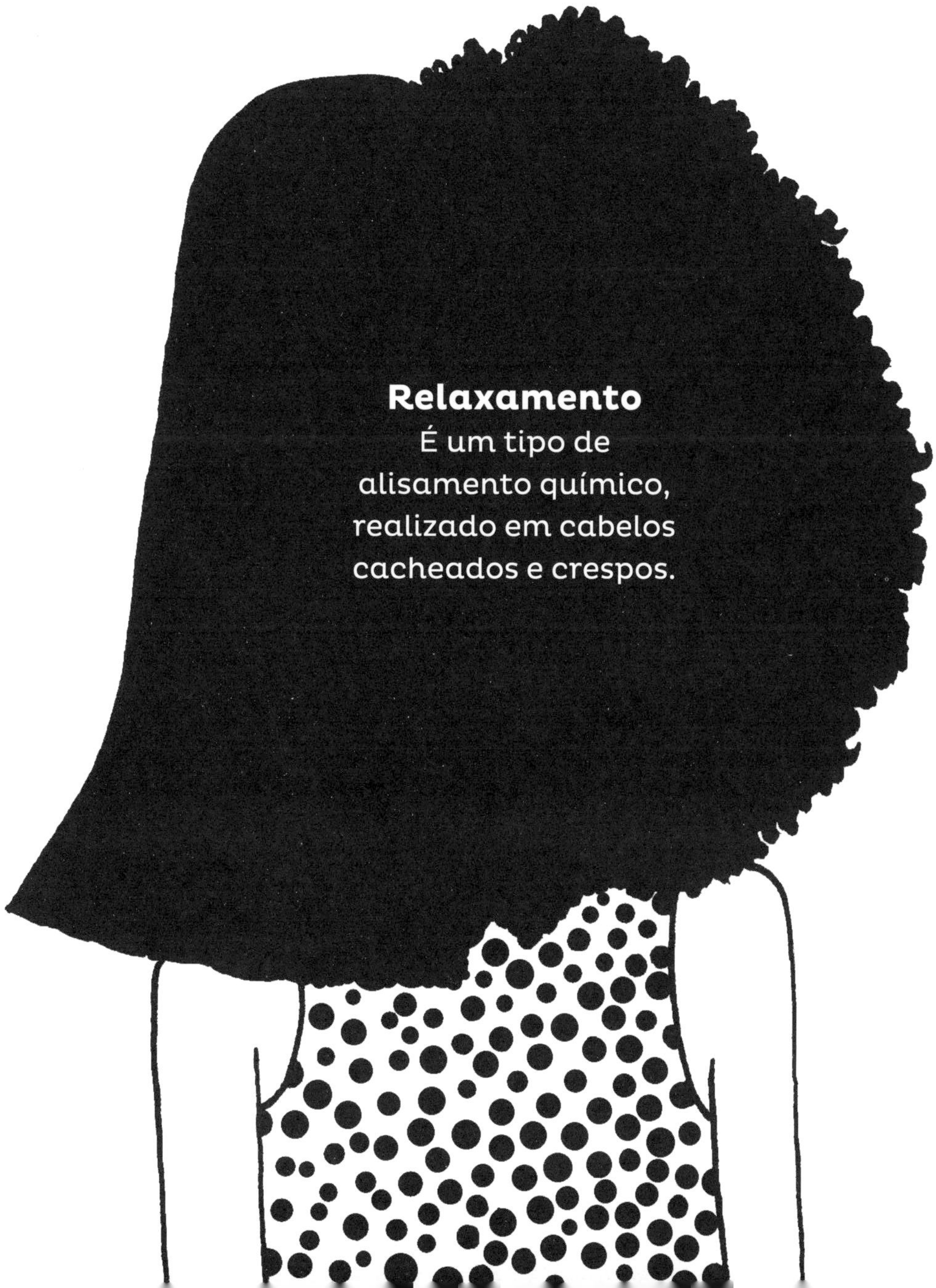

Relaxamento
É um tipo de alisamento químico, realizado em cabelos cacheados e crespos.

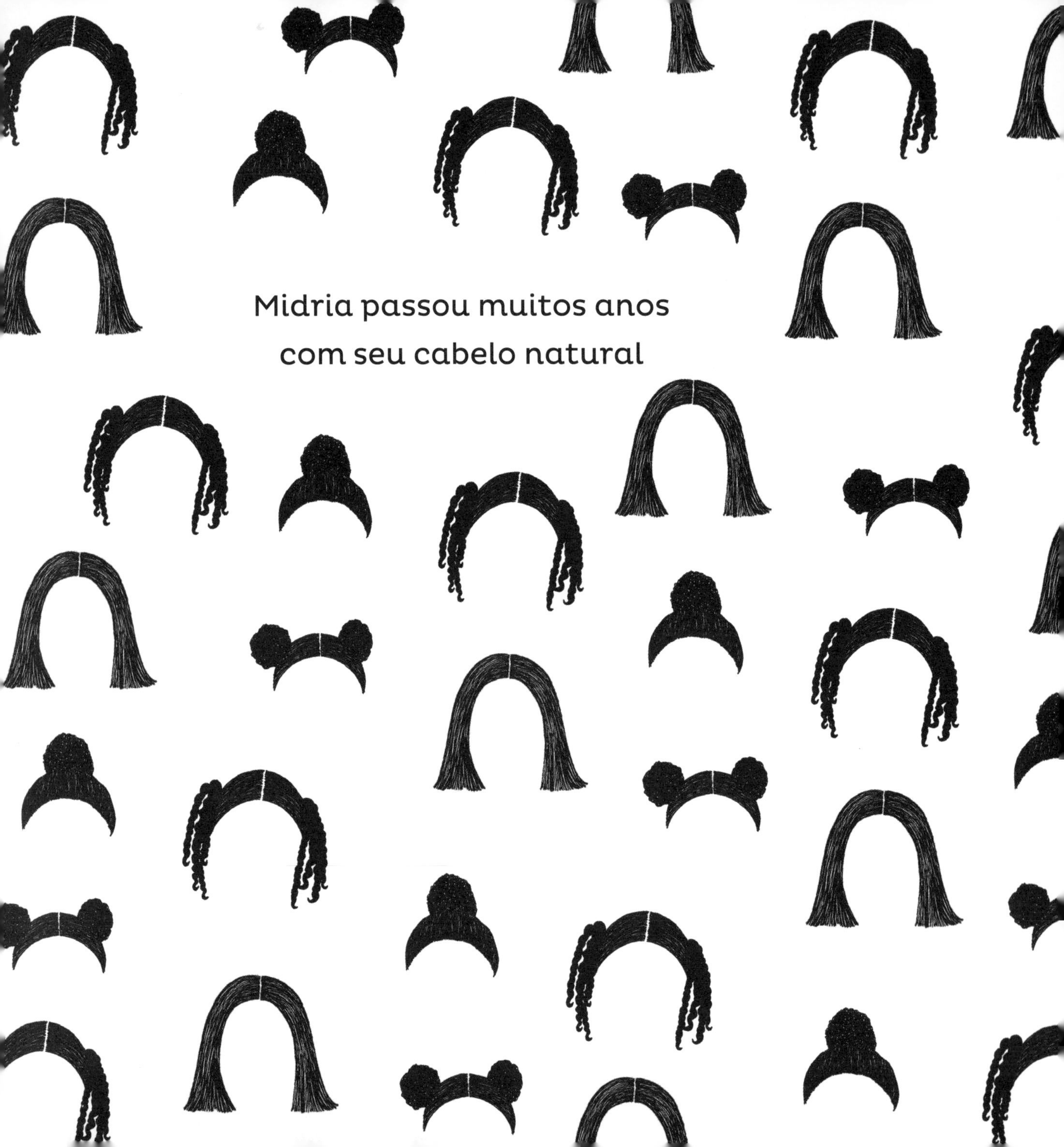

Midria passou muitos anos
com seu cabelo natural

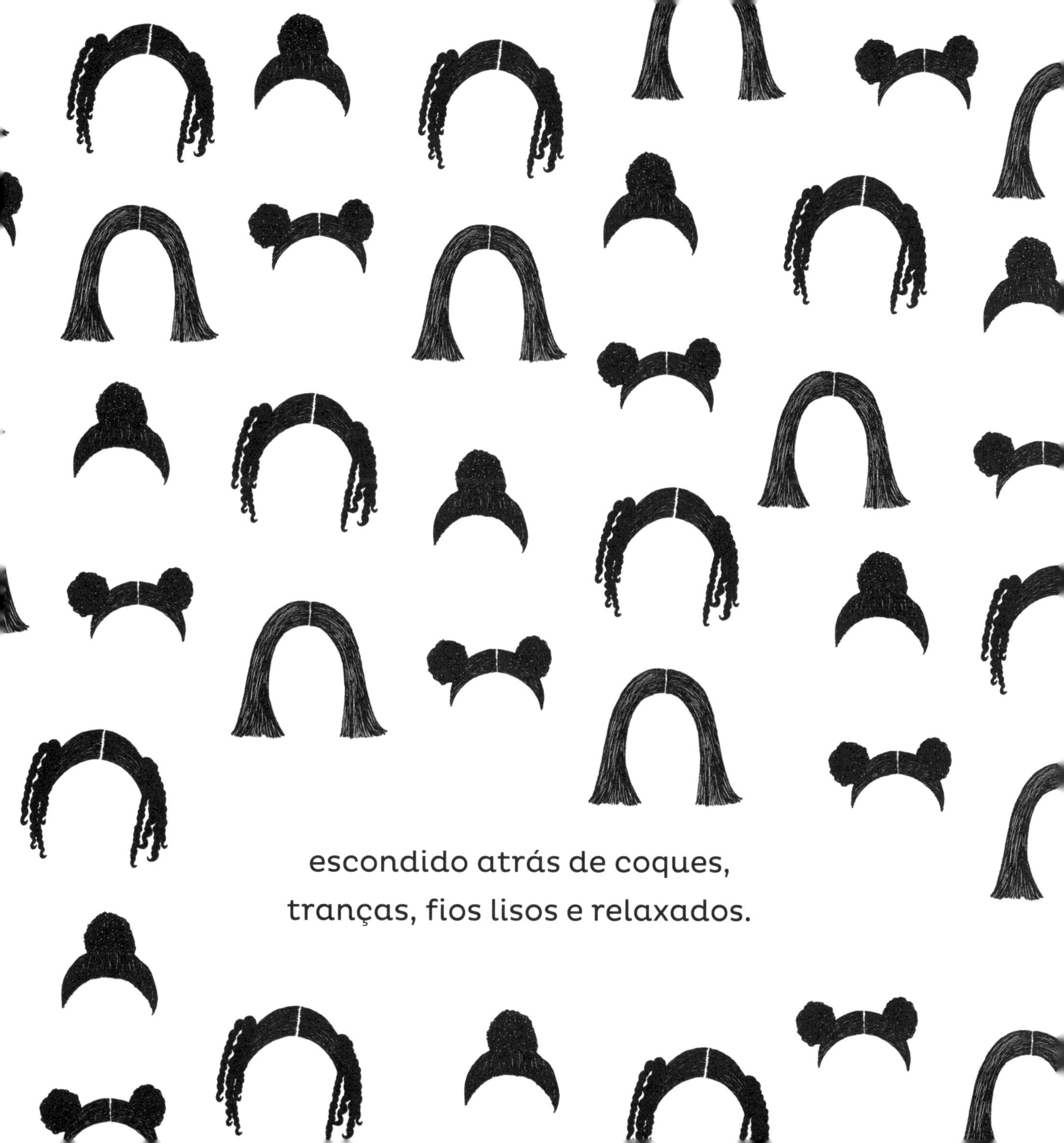

escondido atrás de coques,
tranças, fios lisos e relaxados.

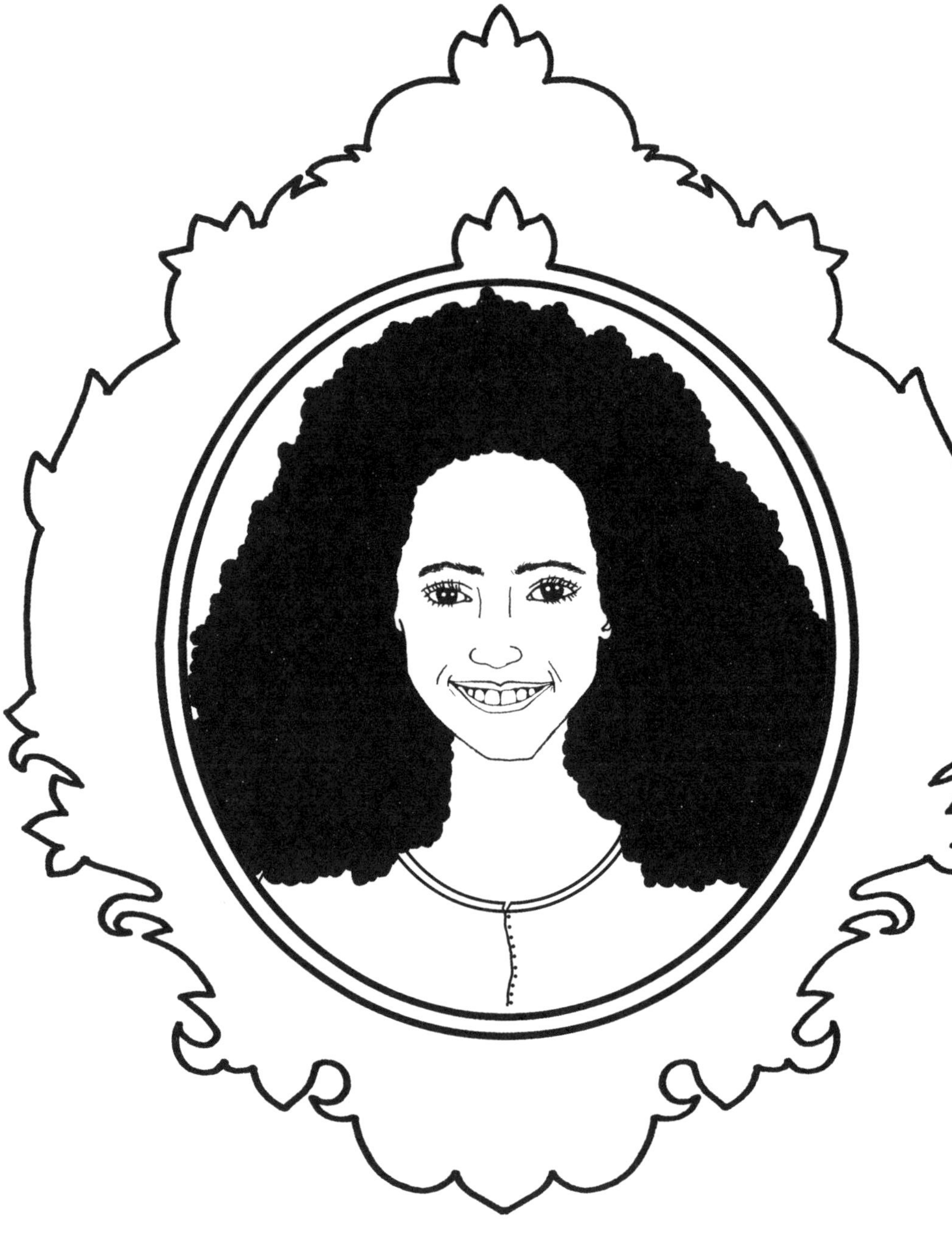

Uma manhã, a menina se olhou no espelho, como fazia todos os dias, buscando se encontrar. E percebeu que seu cabelo poderia ser cheio de cor, das cores que ela não enxergava em si. Negro, armado e imponente, repleto de histórias que a menina sequer imaginava.

Nesse dia uma voz
sussurrou em seu ouvido:

Deixa crescer, deixa crescer, menina.
O teu cabelo só te ilumina.
Tua ***estrela-Ori*** *pra brilhar chegou.*
Ver tuas raízes é enxergar o amor.
O povo em ti só há de ver o amor.
O povo em ti só há de trazer amor.

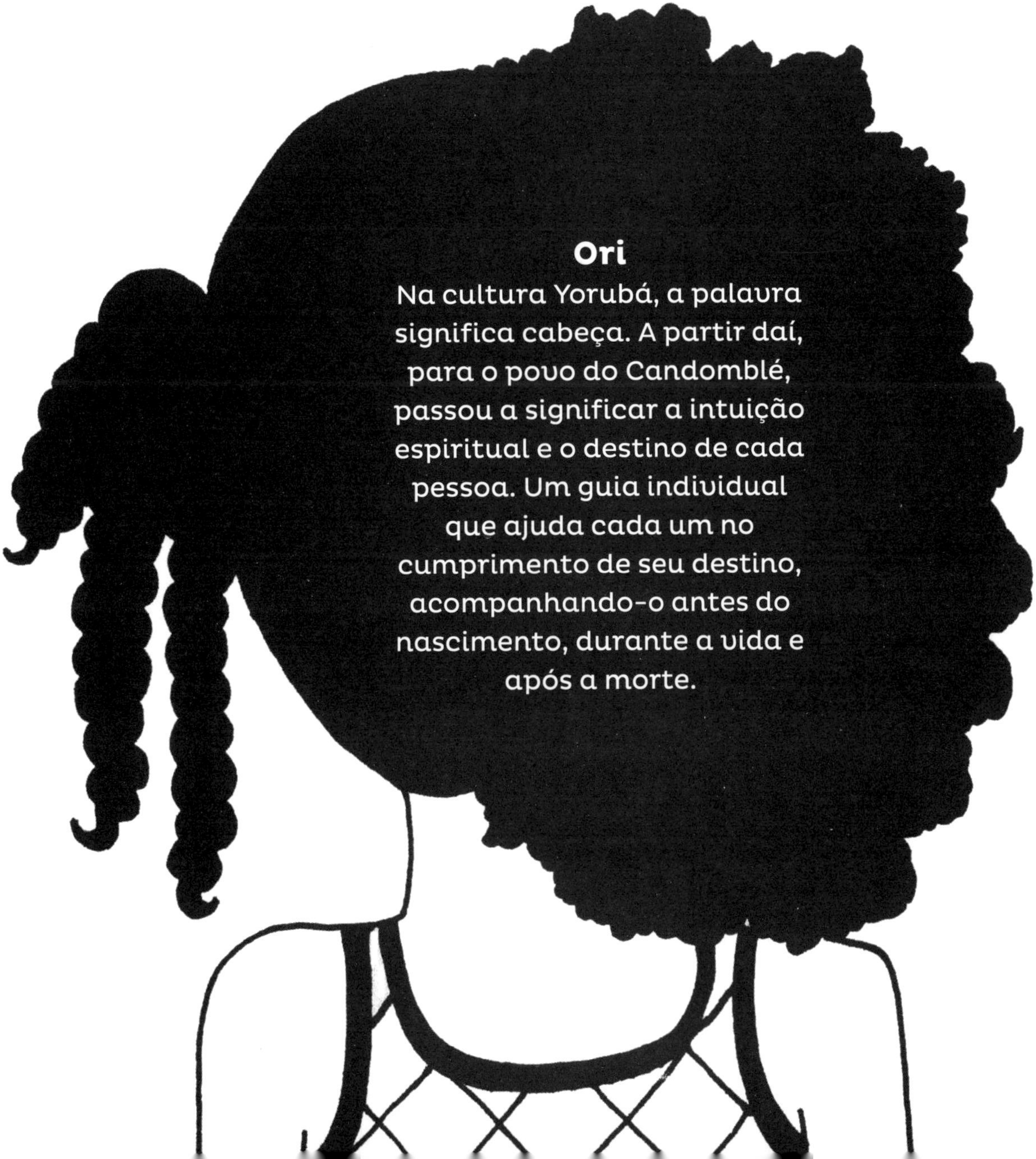

Ori

Na cultura Yorubá, a palavra significa cabeça. A partir daí, para o povo do Candomblé, passou a significar a intuição espiritual e o destino de cada pessoa. Um guia individual que ajuda cada um no cumprimento de seu destino, acompanhando-o antes do nascimento, durante a vida e após a morte.

Midria ouviu encantada aquela canção e sentiu toda a força das ancestrais que ela carregava. Porém, deixar o cabelo crescer não foi das tarefas mais fáceis.
Além de não conhecer mulheres com o cabelo como o seu, a menina não tinha bonecas parecidas com ela, nem amigas, nem parentes.

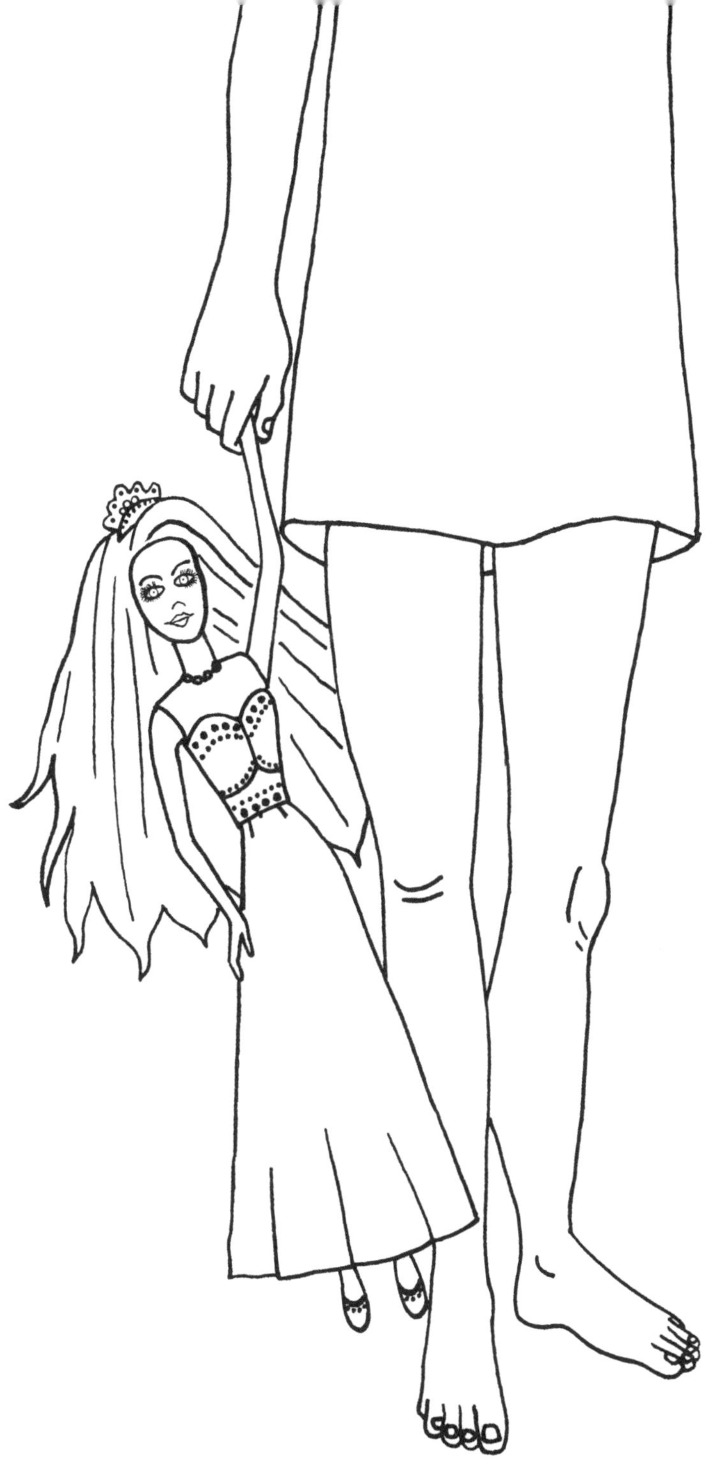

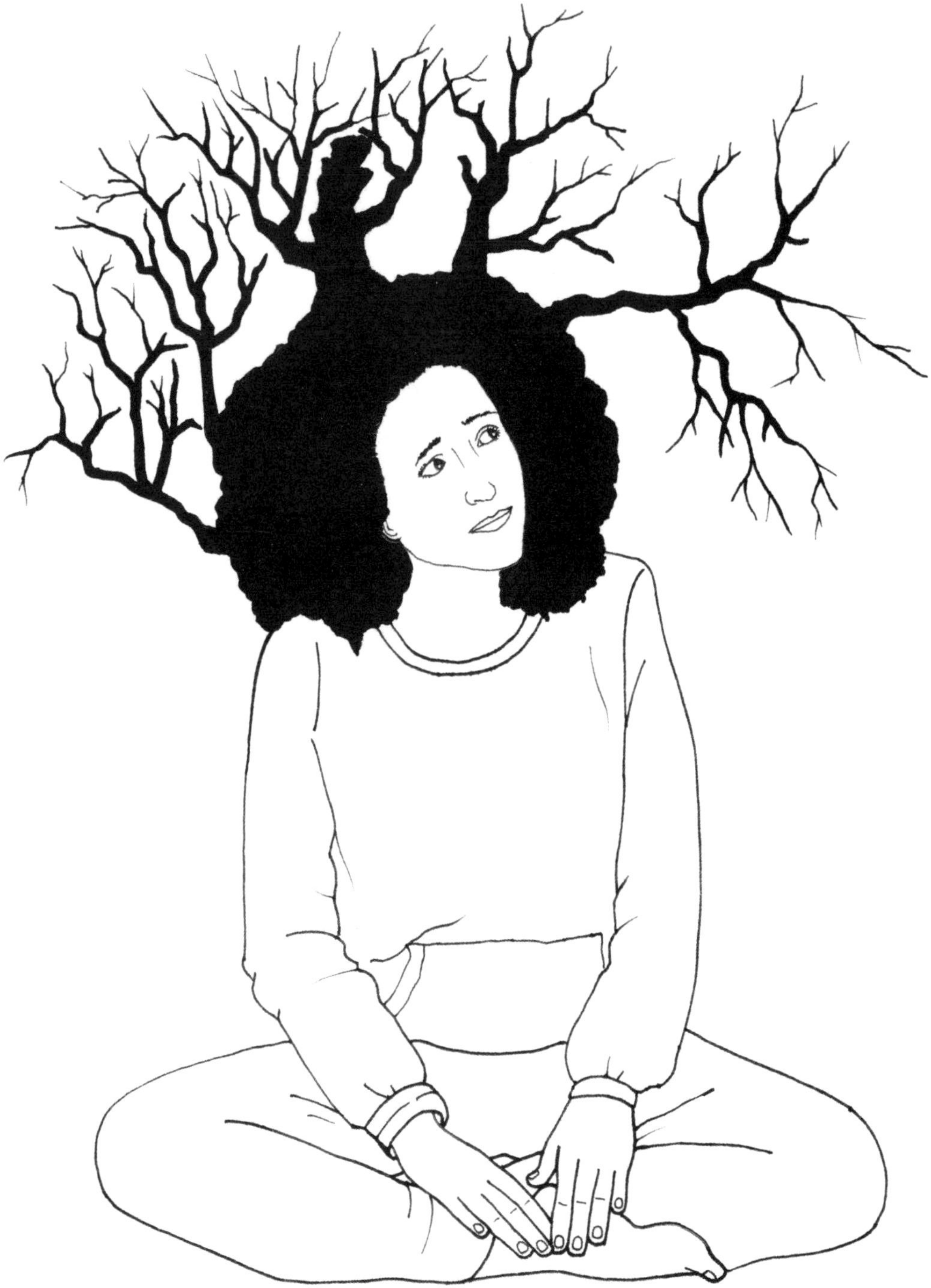

E não sabia o que fazer com um cabelo que se destacava tanto, sem a menor cerimônia.

Então, a menina, que já nem era mais tão menina assim, resolveu buscar a origem das raízes que cresciam em sua própria cabeça.

Quis buscar a história que pesava há tantos anos sobre seus ombros e a fazia desprezar os traços herdados do pai.

E começou a perguntar, perguntar e perguntar, e descobriu que existia uma coisa chamada **racismo**. Descobriu também que o jeito como ela mesma se enxergava era influenciado por teorias como o **colorismo**. E por toda uma cultura que sempre valorizou muito mais pessoas brancas como a lua, feito sua mãe, tornando invisíveis pessoas negras como o céu estrelado de verão, feito seu pai.

Racismo

É a ideia de que existe uma hierarquia entre "raças" ou "etnias". No Brasil, essa diferença gera desigualdade e se torna uma forma de opressão que favorece pessoas brancas e inferioriza pessoas negras e indígenas.

Colorismo

É um fenômeno social que gera a discriminação das pessoas negras conforme seu tom de pele e suas características físicas. Pessoas negras de pele mais clara, com menos pigmento (com tons mais próximos da pele de pessoas brancas), sofrem menos racismo e opressões. Quanto mais retinta uma pessoa é, mais opressão ela sofre.

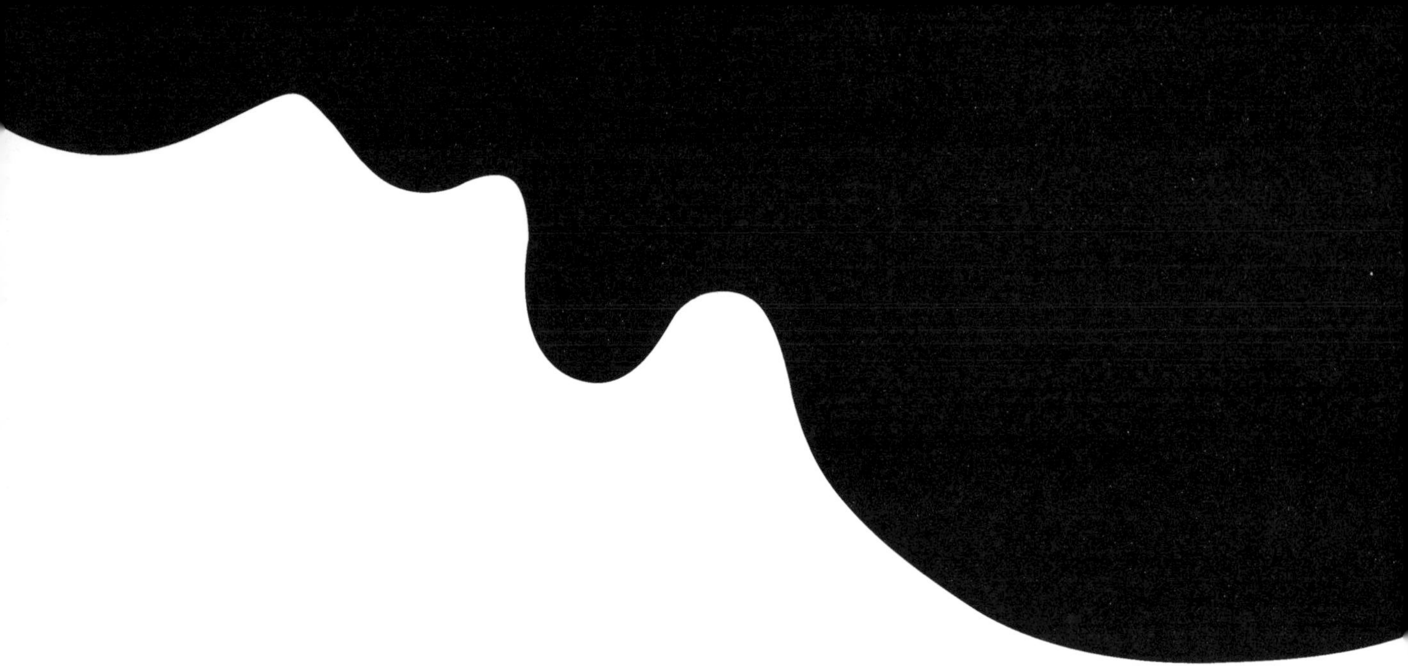

A menina então estudou, estudou e estudou, e entendeu que mulheres e homens negros foram incentivadas e incentivados a se unir a pessoas brancas, muitas vezes de maneira violenta, para construir famílias embranquecidas; para **limpar** o Brasil da cor e da cultura negras.

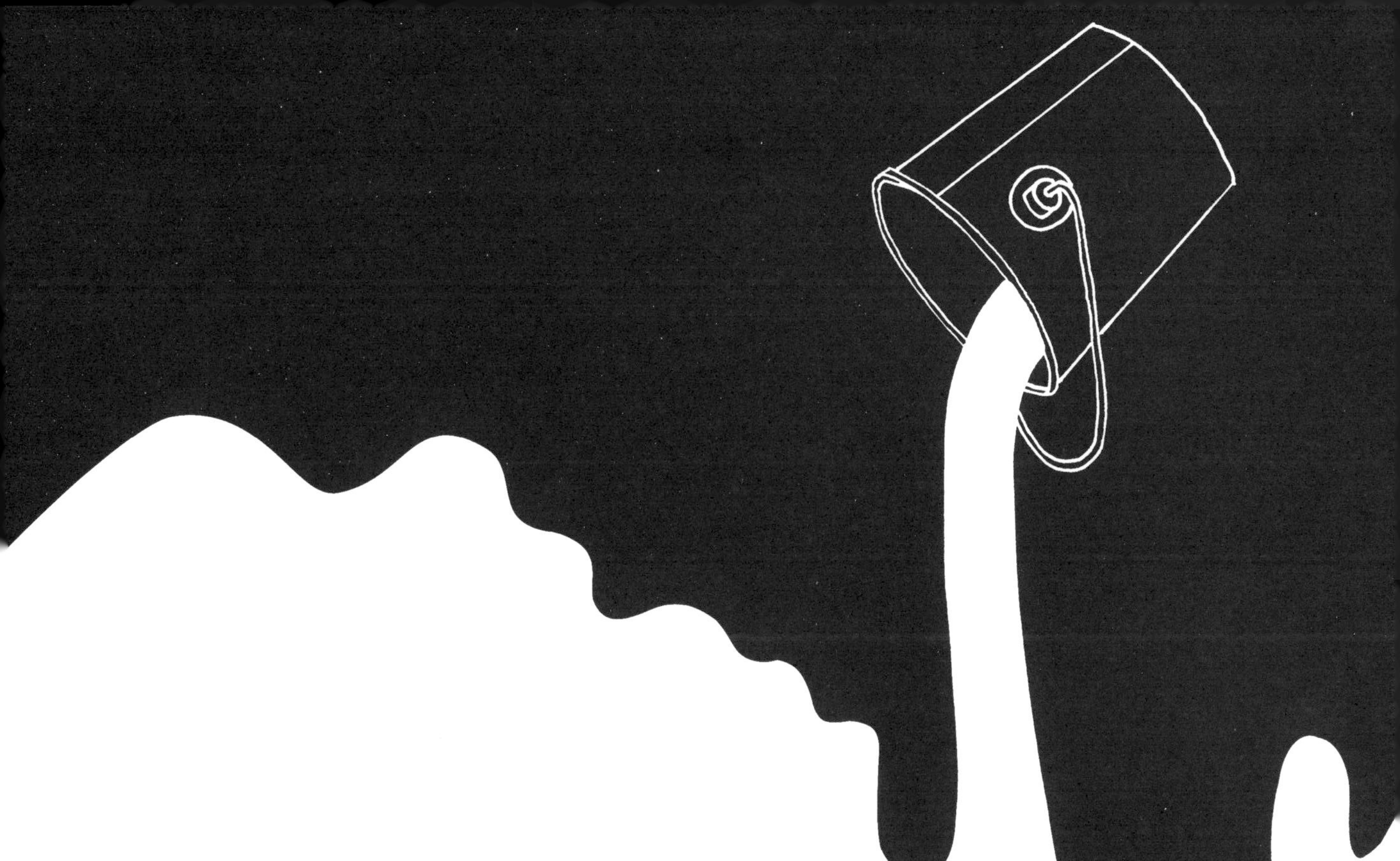

Limpar (eugenia)

Para justificar a ideia de que as pessoas negras eram inferiores às brancas, no fim do século 19 surgiu uma teoria chamada eugenia. Os eugenistas pregavam que havia uma diferença genética entre os brancos e os negros que deixava estes últimos em desvantagem, e pretendiam promover uma "limpeza" na sociedade, embranquecendo-a totalmente. No Brasil, incentivou-se a miscigenação (mistura de raças) para que esse objetivo fosse alcançado.

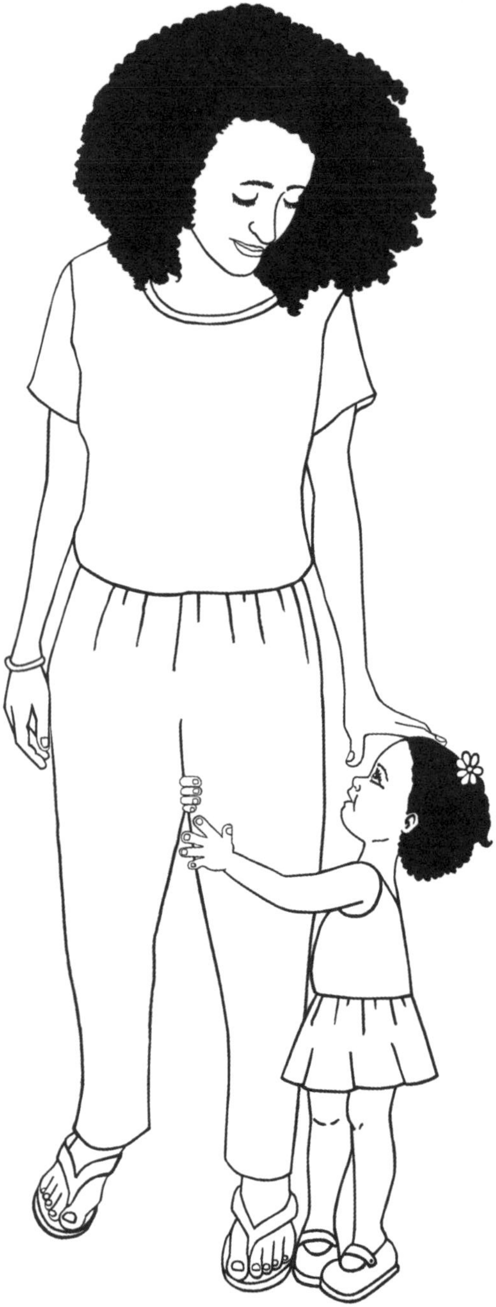

A menina compreendeu a importância de se pensar a violência desse processo para que ele jamais se repetisse. E, também, para que cada vez mais meninas e meninos conseguissem enxergar sua própria cor como uma parte de si, que deveria ser conhecida e abraçada.

De tanto buscar caminhos para compreender sua origem, a menina entendeu que outras crianças como ela devem ter o direito de conhecer sua própria história, reconhecendo e tendo orgulho das pessoas que, antes delas, lutaram para encontrar seu lugar e mostrar sua cor ao mundo.

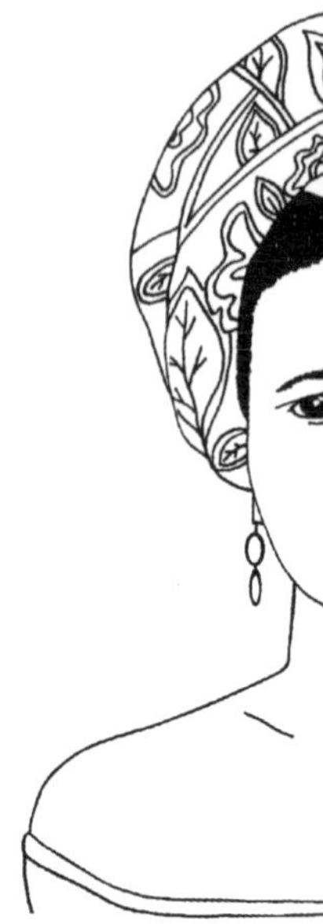

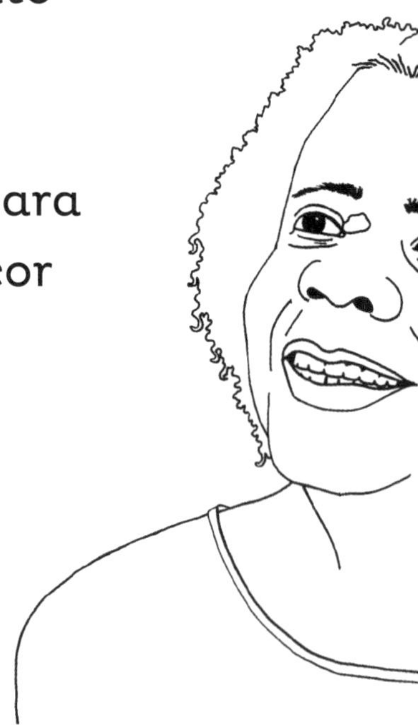

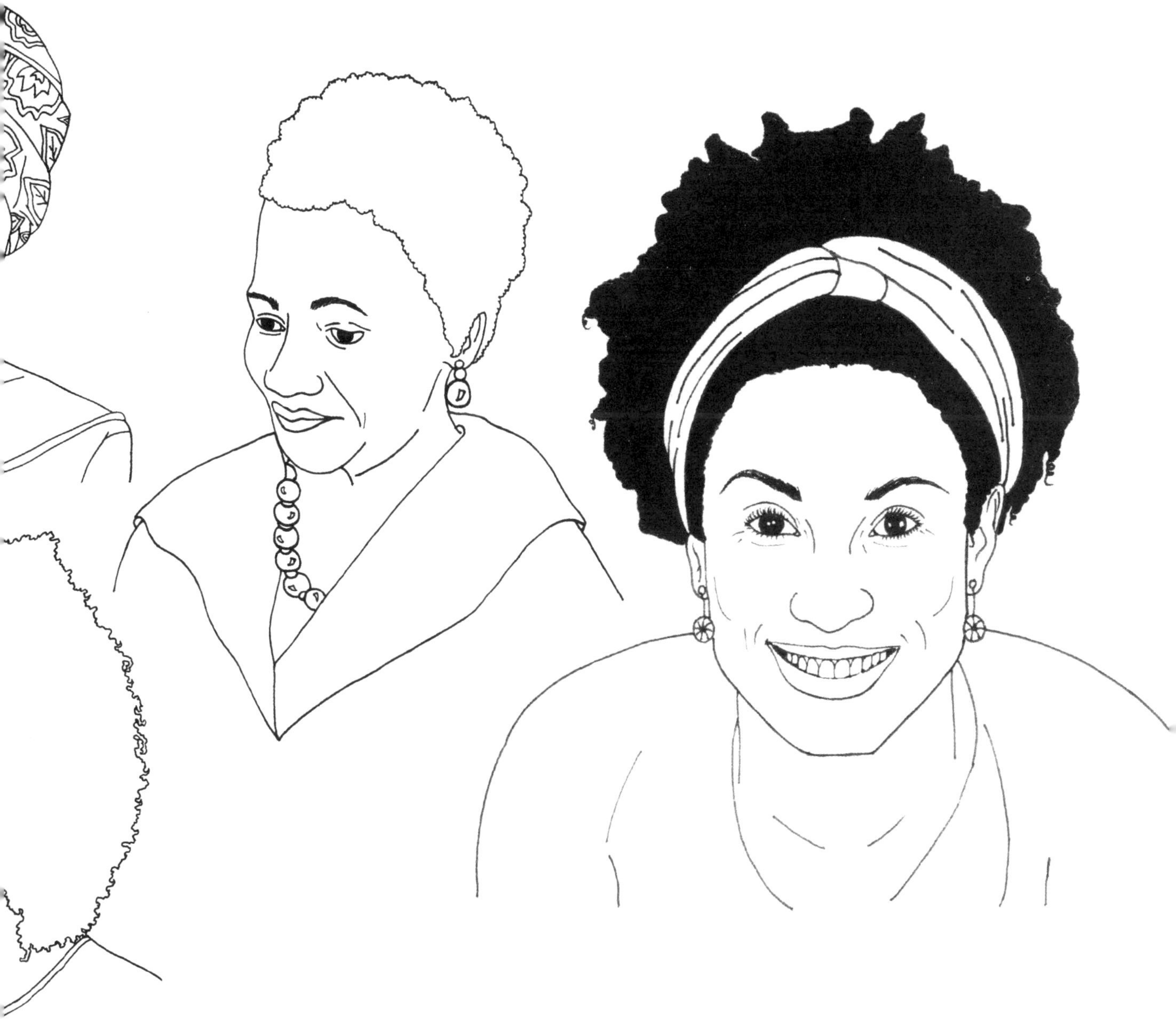

Por isso é que ela
escreveu este livro.
Para deixar de ser a
menina que nasceu sem cor.
Para se tornar a menina
que carrega no corpo
o orgulho imenso de
poder gritar:

eu sou...

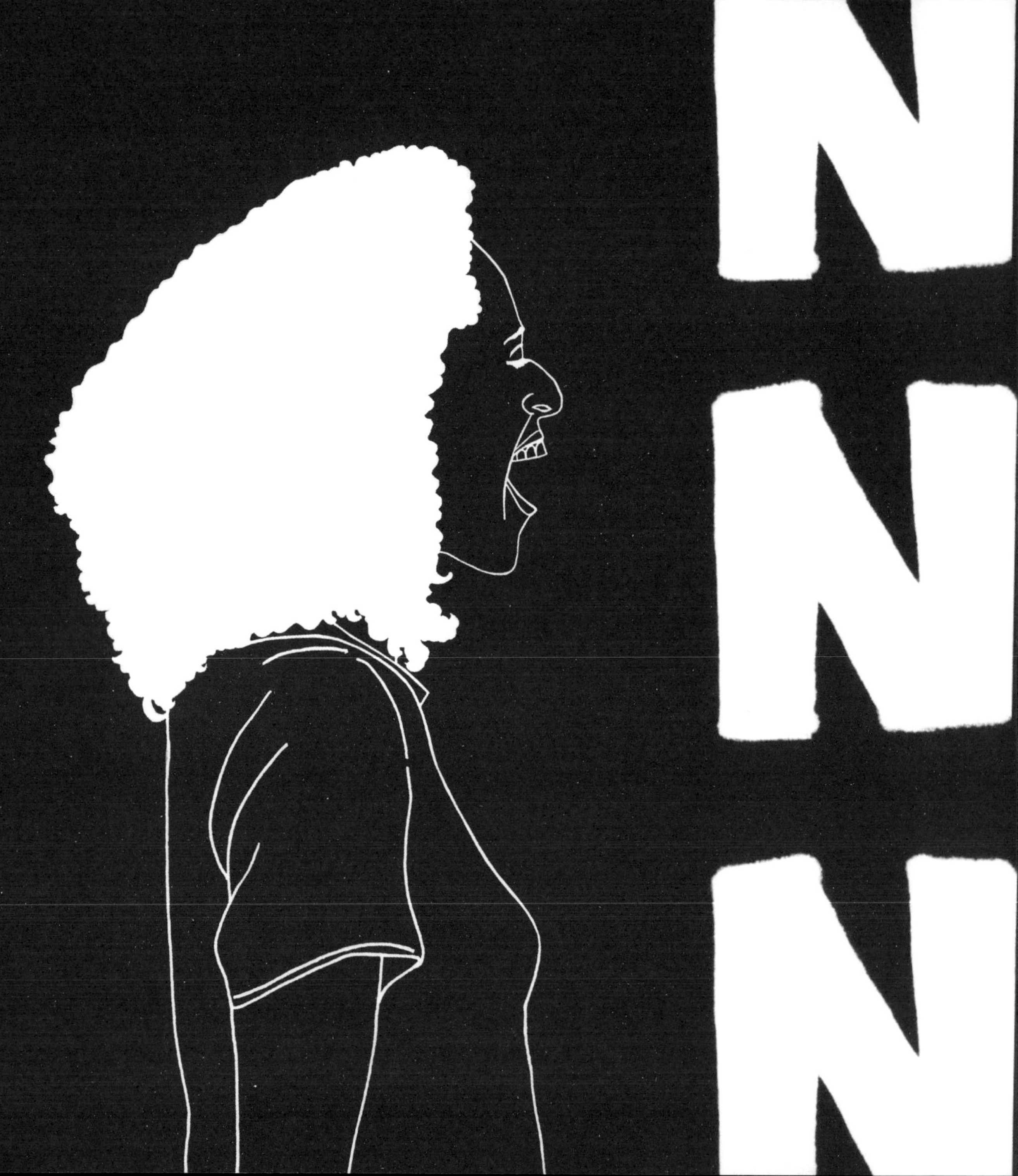

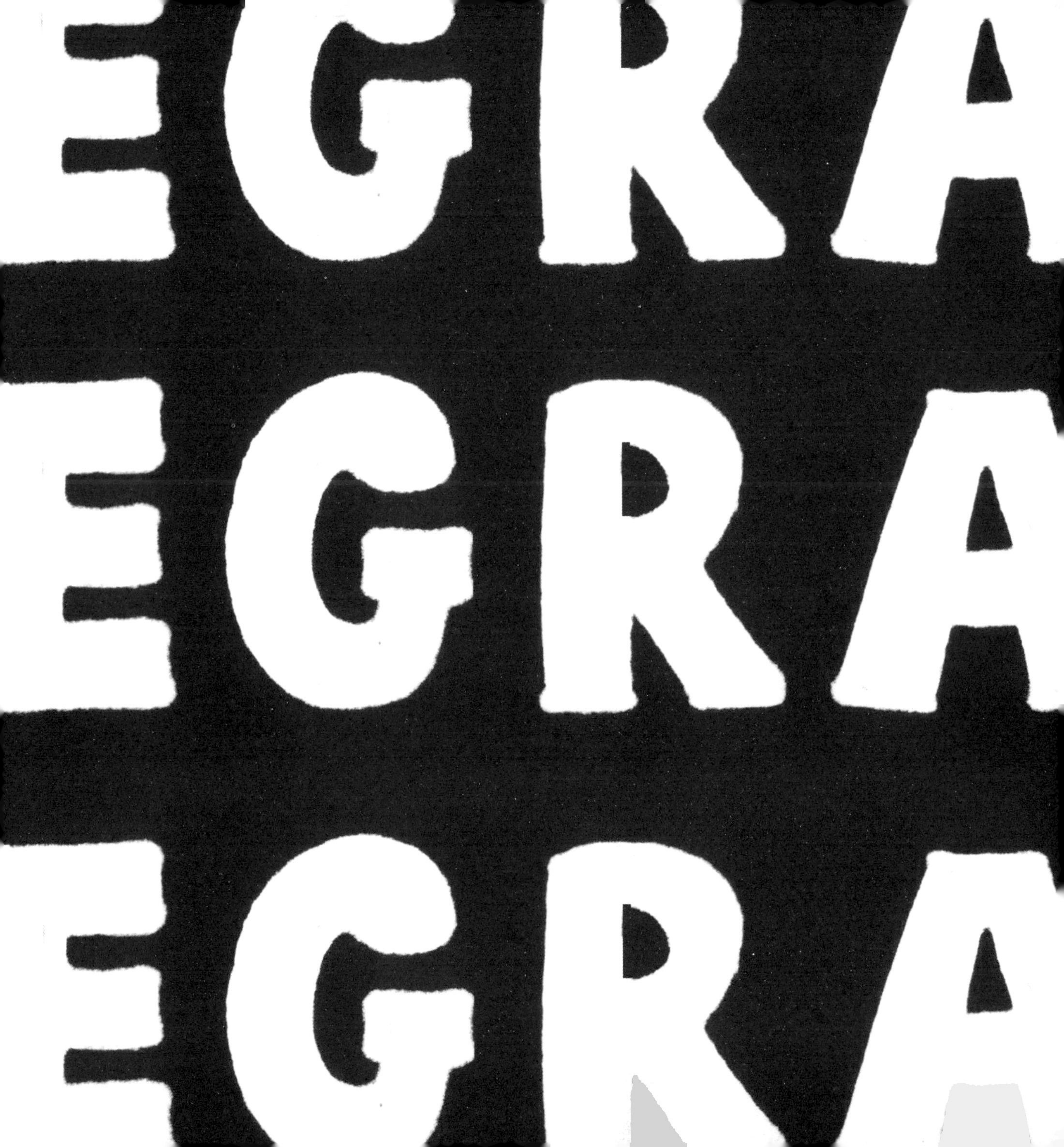
EGRA
EGRA
EGRA

SOBRE ESTE LIVRO

Esta obra nasceu de um poema de Midria, uma menina que cresceu cercada de livros e poesia na Zona Leste de São Paulo. Influenciada por suas professoras e pelas amizades que fez em um sarau no seu bairro, hoje Midria estuda Ciências Sociais e é poeta.

O livro foi ilustrado por Ana Teixeira, artista visual e também escritora. As duas se conheceram numa performance de Midria, quando Ana, encantada com o poema, convidou a poeta para transformar o texto em um livro infantil.

Depois, Joe (o designer Joelson Bugila) foi convidado para desenhar o livro com elas, juntando o texto da Midria com as ilustrações da Ana.

A menina que nasceu sem cor foi escrito para registrar os caminhos que fizeram a menina se entender como negra e reivindicar a potência de suas raízes, de seu cabelo, de seu povo.

Com este livro, Midria espera que mais crianças que nasceram como ela possam se sentir potentes e pertencentes ao mundo desde pequenas.

Este livro foi revisado segundo o Novo Acordo Ortográfico da Língua Portuguesa.

Direção editorial
Lizandra Magon de Almeida

Coordenação editorial
Luana Balthazar

Produção editorial
Mariana Oliveira

Revisão
Isabel Ferrazoli

Ilustrações
Ana Teixeira

Projeto gráfico
Cachimbo Ensaios Gráficos

Impresso na Gráfica Loyola
em papel alto alvura 150g,
composto em fonte Pluto
na primavera de 2020.

Pereira, Midria da Silva
P436m A menina que nasceu sem cor / Midria da Silva Pereira ; ilustrações [de] Ana Teixeira. – São Paulo: Jandaíra, 2020.
10 p. : il. ; 23 cm.

ISBN 978-65-87113-26-5

1. Literatura. 2. Literatura – Infantojuvenil. 3. Histórias – Infantojuvenis. I. Teixeira, Ana, il. II. Título.

CDD 808.899282

Número de Controle: 0008

jandaíra

www.editorajandaira.com.br
atendimento@editorajandaira.com.br
(11) 3062-7909